SUR

LES SYNDROMES PARALYTIQUES

consécutifs aux blessures de la tête
sans effraction cranienne

PAR

Le Dr Jean DUTHEN-DOMINGEAU

DÉCORÉ DE LA MÉDAILLE MILITAIRE ET DE LA CROIX DE GUERRE

BORDEAUX
IMPRIMERIE DE L'UNIVERSITÉ ET DES FACULTÉS
Y. CADORET
17 RUE POQUELIN-MOLIÈRE, 17

1918

SUR

LES SYNDROMES PARALYTIQUES

consécutifs aux blessures de la tête sans effraction cranienne

PAR

Le Dr Jean DUTHEN-DOMINGEAU

DÉCORÉ DE LA MÉDAILLE MILITAIRE ET DE LA CROIX DE GUERRE

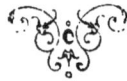

BORDEAUX
IMPRIMERIE DE L'UNIVERSITÉ ET DES FACULTÉS
Y. CADORET
17 RUE POQUELIN-MOLIÈRE, 17

1918

A LA MÉMOIRE DE MON PÈRE

———————

A MA MÈRE

———————

A MES SŒURS

———————

A MON FRÈRE
Paul DOMINGEAU-DUTHEN
Sous-lieutenant au 14ᵉ d'artillerie, au front.

———————

A MON BEAU-FRÈRE
Le Docteur MIRABAIL
Médecin aide-major de 1ʳᵉ classe au 9ᵉ tirailleurs, au front,
Décoré de la croix de guerre.

———————

A MES CAMARADES ET AMIS
DE L'INTERNAT DE L'HÔPITAL DES ENFANTS DE BORDEAUX
Édouard PAPIN, SERRE, FLYE-SAINTE-MARIE,
le Docteur FRAYSSE

———————

A MON EXCELLENT AMI
Louis DELOM-SORBÉ
Médecin sous-aide-major au 144ᵉ d'infanterie, au front,
Décoré de la croix de guerre.

A MES MAITRES DE LA FACULTE ET DES HOPITAUX

A Monsieur le Docteur PICQUÉ

Professeur agrégé à la Faculté de Médecine de Bordeaux.

Faible hommage de reconnaissance pour tout ce que j'ai appris près de vous et pour l'orientation d'esprit que m'a value votre contact.

A Monsieur le Docteur VALLÉE

Chirurgien des Hôpitaux de Rouen,
Décoré de la croix de guerre.

Par votre habileté opératoire, vous avez réduit au minimum les suites de ma blessure. Veuillez trouver ici l'expression de toute ma reconnaissance.

A Monsieur le Docteur PERY

Professeur agrégé à la Faculté de Médecine et de Pharmacie de Bordeaux,
Accoucheur des Hôpitaux.

Mon cher Maître,

Pendant les mois que j'ai passés à vos côtés comme interne à l'Hôpital des Enfants, j'ai pu apprécier votre bonté qui m'a rendu encore plus agréable votre enseignement. Permettez-moi de vous en remercier et de vous témoigner ici toute ma reconnaissance.

A mon Président de Thèse,

Monsieur le Docteur VERGER

Professeur de Médecine légale à la Faculté de Médecine de Bordeaux,
Médecin des Hôpitaux,
Officier de l'Instruction publique.

Hommage de profonde gratitude.

AVANT-PROPOS

Lorsqu'un traumatisme a causé des lésions osseuses du crâne, actuellement tout le monde admet qu'il y a une relation de cause à effet entre ce traumatisme et les désordres cérébraux consécutifs. Mais il y a des cas où quoique l'intégrité de la boîte osseuse ait été respectée apparaissent pourtant des troubles cérébraux organiques, et plus particulièrement des paralysies qui sont immédiates et définitives. Il s'agit alors de savoir si les troubles constatés sont imputables au traumatisme et l'on saisit déjà toute l'importance médico-légale de cette question. C'est ce que nous avons voulu élucider dans ce travail appuyé sur des observations cliniques.

Nous avons pensé présenter cette étude dans l'ordre suivant.

Tout d'abord, après avoir établi la rareté des hémorragies cérébrales traumatiques pures, nous essayerons d'esquisser l'anatomie pathologique de ces lésions.

Le second chapitre sera consacré à montrer que, dans les instants ou les premiers jours qui suivent l'accident, il n'est généralement pas possible, d'après les symptômes constatés, de conclure à une hémorragie d'origine cérébrale pure.

Nos observations fournissent le thème du troisième chapitre.

Après une courte revue de l'évolution et de la symptomatologie d'hémorragies cérébrales pures, vérifiées par autopsie, nous comparerons cette symptomatologie à celle relevée dans nos observations et nous essayerons d'en tirer une conclusion.

Nous nous attacherons ensuite à la discussion médico-légale des questions que posent ces traumatismes et leurs conséquences.

Enfin, les conclusions qui découlent de cette courte étude constitueront la fin logique de ce travail.

Nous n'aurions pu mener à bien notre modeste tâche sans l'aide précieuse et la bienveillance de notre maître, M. le professeur Verger, qui, après nous avoir inspiré le sujet de notre thèse, nous a permis de glaner quelques observations en nous facilitant l'accès de son service au Centre de neurologie de la 18ᵉ Région.

Nous sommes d'ailleurs heureux, ici, de nous féliciter grandement d'avoir pu suivre, depuis notre retour à Bordeaux, l'enseignement de M. le professeur Verger, tant à l'Hôpital Saint-André, au lit des malades, qu'à la Faculté, à ses cours si vivants et si clairs.

C'est pour nous un devoir agréable de lui témoigner ici notre reconnaissance.

SUR

LES SYNDROMES PARALYTIQUES

consécutifs aux blessures de la tête
sans effraction cranienne.

CHAPITRE PREMIER

Il semble *a priori* que les hémorragies cérébrales n'appar-
tiennent pas à l'histoire des accidents du travail, car dans
l'immense majorité des cas, sinon toujours, elles ont pour cause
réelle une lésion antérieure des vaisseaux encéphaliques.

Cependant, en pratique, l'hémorragie est assez souvent attri-
buée par l'ouvrier à un accident du travail, accident qui aurait
consisté en un traumatisme.

La question des hémorragies intra-craniennes traumatiques
s'est singulièrement éclairée depuis l'introduction de la ponction lombaire comme moyen d'investigation clinique. La présence très fréquente de sang dans le liquide céphalo-rachidien
a montré que, dans la majorité des cas, ces hémorragies s'accom-
pagnent de lésions des méninges. On se trouve alors en face de
lésions méningées, cérébro-méningées ou cérébrales.

Les épanchements, en effet, peuvent, d'après leur topographie, être divisés en :

1° Extra-dure-mériens, situés entre la dure-mère et les os du crâne ;

2° Intra-dure-mériens ou sous-dure-mériens qui peuvent siéger :

a) Entre les deux feuillets de l'arachnoïde dans l'intérieur de la cavité arachnoïdienne ;

b) Entre le feuillet viscéral de l'arachnoïde et la pie-mère dans les espaces sous-arachnoïdiens du crâne ;

c) Entre la pie-mère et le cerveau.

Dans les 86 observations de la thèse de Pierre, « sur le diagnostic clinique des épanchements intra-craniens d'origine traumatique », 3 seulement signalent des épanchements intra-cérébraux.

Froin, recueillant en 1903 à l'Hôpital Cochin 27 observations d'hémorragies cérébrales, trouve :

14 hémorragies sous-dure-mériennes ;

5 traumatiques dont un cas mortel ;

9 spontanées dont trois cas mortels ;

13 hémorragies cérébrales spontanées.

On voit par ces deux statistiques que les épanchements intra-cérébraux d'origine traumatique sont rares par rapport aux hémorragies cérébrales spontanées et par rapport aux autres localisations des hémorragies traumatiques.

Si la statistique de la thèse de Pierre ne repose que sur des constatations cliniques, on a cependant des vérifications nécropsiques et opératoires qui ont permis de fixer en partie l'anatomie pathologique des lésions cérébrales traumatiques.

MM. Martin et Debierre ayant eu l'occasion de faire l'autopsie de 7 individus morts d'hémorragie cérébrale, consécutive à des chutes ou à des coups directs sur la tête, sont arrivés aux conclusions suivantes :

1° L'ecchymose de la substance grise corticale siège généralement au niveau du traumatisme. Elle est constituée par une infiltration du manteau gris et ne se propage que très rarement dans la substance blanche. Elle est constituée dans sa forme la plus simple par le sillon sanglant de Duret ou par les phlyctènes avec gelée compacte dans les mailles de la pie-mère;

2° Le piqueté hémorragique ou sablé sanguin de Duret que l'on aperçoit autour des foyers traumatiques ou en des points opposés; il est constitué par la rupture de fins capillaires qui ont laissé passer quelques globules rouges;

3° La contusion hémorragique de la substance corticale avec dilacération plus ou moins profonde du tissu nerveux au centre de laquelle se concentre le foyer nerveux hémorragique. Ces dernières lésions se voient souvent dans les cas de traumatismes d'une extrême violence.

La pathogénie de ces différentes lésions a été bien élucidée par les expériences de Duret.

Le crâne est une cavité close contenant des liquides incompressibles et une masse nerveuse molle. Sous l'influence d'un choc, le crâne, dont l'élasticité est plus ou moins grande, se déprime. Il se forme dans la masse liquide sous-jacente un cône de dépression, et à l'autre extrémité de l'axe de ce cône, un cône de soulèvement. La formation de ces cônes détermine un afflux subit des liquides cérébraux destinés à combler le vide ainsi créé.

Dans le choc frontal ou occipital, le cône de soulèvement coïncidera avec l'axe de cavités ventriculo-bulbaires. Le liquide chassé des ventricules traversera l'aqueduc de Sylvius, fera irruption dans le 4° ventricule. Ainsi s'explique le choc ventriculaire, la dislocation des parois, l'ecchymose et la contusion qui déterminent l'hémorragie.

L'étude des hémorragies cérébrales déterminées expérimentalement sur les animaux confirme cette conception. Sur les bœufs en parfaite santé abattus par un coup de masse sur la tête, on constate l'ecchymose de la corticalité, le sillon hémorragique avec envahissement par le sang des espaces méningés.

L'hémorragie limitée à un petit foyer se rencontre parfois. Devaisne en cite deux cas : dans l'un, suivi d'autopsie, il s'agissait d'un malade chez lequel on avait vu survenir, après un traumatisme, une monoplégie de l'avant-bras et de la main droite ; à l'autopsie, on trouve dans la frontale ascendante gauche un point noir de la grosseur d'un grain de chénevis. A la coupe, on vit qu'il s'agissait d'un foyer hémorragique récent occupant la substance grise.

Un cas de Heusner et un de Mac Even sont aussi concluants.

Heusner, *Deut. med. Woch.*, 18 octobre 1889 :

Jeune fille de 15 ans, ayant fait une chute dans un escalier. Après un court évanouissement, elle se plaignit de douleurs violentes dans toute la tête. Il se produisit une parésie et une diminution de la sensibilité du bras gauche, ainsi qu'une légère parésie faciale. Il se produisit une légère aggravation des symptômes et, quatorze jours après l'entrée à l'hôpital, on trépana au niveau de la région douloureuse. Os intact. Dure-mère tendue, proéminente. Elle fut incisée, et le cerveau se présenta avec une surface rougeâtre et semblable à une ampoule fortement gonflée. Avec une lancette, on fit une section profonde de 2 centimètres dans la circonvolution centrale antérieure ; il s'écoula quelques grammes d'un liquide rouge, et la tension de la substance cérébrale se relâcha.

Mac Even, rapportée par Gallez :

Homme. Monoplégie brachiale traumatique ; extravasat sanguin dans la substance blanche de la région motrice. Ablation. Guérison.

De cette courte revision anatomo-pathologique il ressort que :

1° Si le traumatisme est la cause la plus fréquente de l'hémorragie méningée, les hémorragies traumatiques localisées iniquement dans la substance cérébrale sont l'exception ;

2° Dans les hémorragies pathologiques, coïncidant avec une lésion rénale, une hypertrophie du cœur, des modifications pathologiques des vaisseaux du cerveau, le lieu d'élection est au niveau des noyaux gris centraux avec diffusion secondaire dans les méninges. L'hémorragie spontanée est plus rare dans la substance blanche, exceptionnelle dans la substance grise

corticale. Au contraire, lorsque l'hémorragie cérébrale est
entièrement conditionnée par le traumatisme, la règle est
inverse. Le foyer est à siège cortical, en rapport avec le point
d'application de l'agent causal, ou au pôle diamétralement
opposé. Donc il semblerait que toutes les fois que l'on trouve
une lésion localisée au niveau des noyaux centraux, au siège de
l'hémorragie cérébrale classique, on ne doit admettre qu'avec
les plus grandes réserves le rôle du traumatisme dans l'étio-
logie de cette hémorragie. Et ce qui rend encore plus réservé à
ce sujet, c'est que des constatations nécropsiques ont permis
d'établir la coïncidence de lésions traumatiques de la corticalité
avec l'hémorragie cérébrale au niveau des noyaux gris centraux,
présentant tous les signes caractéristiques de l'hémorragie spontanée.

CHAPITRE II

A des lésions anatomiques si dissemblables comme étendue et comme topographie ne peut correspondre un seul complexus symptomatique de début.

Après quelques sensations de vertige, quelques moments d'hébétude, un étourdissement ou une perte de connaissance passagère, le blessé reprend possession de lui-même et peut vaquer comme d'ordinaire à ses occupations. Tout au plus le malade a-t-il conservé de son accident un peu de céphalalgie, une douleur légère au niveau des parties contusionnées. Mais au bout de quelques minutes, quelques heures, apparaissent des parésies, des convulsions localisées, des paralysies. D'autres fois, les troubles de déficit font immédiatement suite au traumatisme. Ils vont en augmentant pendant un certain temps correspondant à la formation du foyer hémorragique.

D'autres fois, après un traumatisme violent ayant causé de graves lésions cérébrales, nous assistons au tableau clinique auquel donnent lieu des épanchements méningés. C'est que l'inondation méningée est alors fréquente et donne lieu à la superposition aux symptômes de déficit des signes d'hypertension.

Le signe de Kernig n'existe pas dans tous les cas quoiqu'il soit fréquent dans les hémorragies traumatiques.

L'apoplectique semi-comateux qui se réveille graduellement est atteint de contractures intenses avec signe de Kernig.

La ponction lombaire ramène souvent un liquide sanglant.

Des délires violents peuvent apparaître brusquement à la

suite d'inondation méningée. Ils peuvent ressembler au délire de l'ivresse.

La contraction des pupilles s'observe lorsqu'il y a commotion cérébrale violente. C'est un symptôme de mauvais pronostic.

La localisation de l'hémorragie cérébrale ainsi démontrée se fait par l'étude attentive des paralysies associées : hémiplégie, aphasie, paralysies oculaires, amaurose par œdème de la papille, déviation conjuguée de la tête et des yeux, hémianopsie, signe de Babinski.

La température, les troubles respiratoires, la lenteur du pouls avec variations de la pression artérielle, la raie vasomotrice, les troubles urinaires avec albuminurie ou glycosurie sont des symptômes intéressants à noter.

Plusieurs de ces symptômes se rencontrent dans les hémorragies méningées. Cependant, dans ces dernières, le stertor, la dilatation pupillaire, la stase pupillaire, l'anesthésie de la cornée, la généralisation des troubles moteurs et sensitifs sont des signes fréquents.

Dans les hémorragies méningées et cérébrales et surtout dans les cas frustes, on peut avoir une progression des symptômes, des symptômes cérébraux localisés, un espace libre correspondant à la formation du foyer cérébral qui détruit et comprime, ou du foyer méningé dont le résultat est la compression localisée ou l'hypertension.

Il est donc bien difficile, après le traumatisme, de porter un diagnostic ferme de localisation des lésions où l'on s'expose à des erreurs comme celle relatée dans une observation de MM. Letulle et Lemierre.

« Un alcoolique avéré est frappé brusquement d'un ictus suivi de crises épileptiformes et d'une hémiplégie avec déviation conjuguée de la tête et des yeux. La ponction rachidienne donne issue à un liquide céphalo-rachidien extrêmement sanglant. Au bout de dix jours, l'hémiplégie a disparu et le malade peut être considéré comme guéri.

» Le tableau clinique présenté par le malade à son arrivée et le résultat de la ponction lombaire nous avaient fait faire immédiatement le diagnostic d'hémorragie cérébrale avec inondation ventriculaire. Les quelques cas semblables que nous avions observés, même avec un liquide beaucoup moins sanglant, s'étaient tous rapidement terminés par la mort; c'est un point d'observation aujourd'hui banal. Aussi avions-nous porté un pronostic fatal. L'amélioration rapide du sujet, la disparition de l'hémiplégie en dix jours nous ont obligé à modifier notre diagnostic. Nous avions eu affaire, en réalité, à une hémorragie méningée ».

CHAPITRE III

R... (Jean), chauffeur d'auto, 23 ans.

Blessé le 4 novembre 1914 à Ypres par un éclat d'obus qui, entré dans la région pariétale gauche à 8 cent. 5 en dehors de la ligne médiane et à 4 centimètres en arrière de la ligne biauriculaire, n'a pas lésé le crâne.

Hémiplégie droite et aphasie immédiates. La parole est revenue au bout de trois semaines, et au bout de trois mois le blessé a pu commencer à marcher.

Le 1er avril 1916 :

Face. Rien d'anormal.

Membre supérieur droit : Épaule tombante. Membre en flexion légère, tombant le long du corps. Légère contracture dans les mouvements passifs. Pronation à ressort. Mouvements possibles, flexion du coude à angle droit; flexion incomplète des doigts qui se mettent en escalier. L'extension complète des doigts est impossible ainsi que l'opposition du pouce et de l'index. Sur la main droite, les contacts sont perçus mais mal localisés. La main droite est mal localisée dans l'espace. Les positions des doigts à droite sont mal reproduites par la main gauche les yeux fermés. Abolition du sens stéréognostique à droite.

Mouvements associés minimes dans la main droite.

Signe de la main tombante positif.

Lorsque le blessé ouvre la bouche toute grande, le peaucier du cou du côté sain se contracte. Signe du peaucier positif.

Hyperexcitabilité à la percussion du bord radial et de la région du biceps. Analgésie à la piqûre de tout le membre supérieur droit.

Membres inférieurs normaux.

La parole est normale. La lecture est un peu hésitante avec bre-douillement léger.

A l'endroit de la blessure, il existe une petite cicatrice non adhé-rente.

Conclusion (tirée du rapport de M. le professeur Verger). — Quoique le projectile ne semble pas avoir fait d'effraction dans la boîte cranienne, l'origine organique de la paralysie ne paraît pas douteuse : exagération de la réflectibilité et contracture du membre supérieur droit. L'anesthésie à la piqûre du membre supérieur droit est un symptôme banal d'hystérie co-organique. L'état actuel doit être considéré comme à peu près définitif.

OBSERVATION II

D... (Paul), 20 ans.

Blessé le 19 août 1916 à la tête. Balle tangentielle dans la région pariétale gauche. Cicatrice de 4 centimètres antéro-postérieure à 5 centimètres en dehors de la ligne médiane. Extrémité antérieure à 9 centimètres de la queue du sourcil gauche. Suture du cuir chevelu. Paralysie complète du bras droit ayant immédiatement succédé à la blessure.

Le 23 septembre 1916 :

Membre supérieur droit : Maladresse des mouvements volontaires pour se boutonner, attraper une allumette, piquer une épingle.

Pas de contractures.

Pas de mouvements associés.

Signe de la pronation positif.

Réflexes plus vifs qu'à gauche.

Sens stéréognostique conservé, mais lent.

Localise bien les piqûres.

Membres : Supérieur gauche, inférieurs droit et gauche normaux.
Face normale.

Conclusion. — Monoplégie brachiale droite d'origine cor-ticale.

OBSERVATION III

M... (Jean), 30 ans, mécanicien.

Se fait, le 4 janvier 1916, une plaie contuse de la région occipito-pariétale gauche par chute d'une échelle. Perte de connaissance. Coma. La ponction lombaire amène un liquide céphalo-rachidien sanglant. Hémiplégie droite immédiate.

Le 17 novembre 1916 :

Troubles du langage consistant en répétition spasmodique des mots et des syllabes, surtout des voyelles, mais sans troubles apha-siques.

Le facies présente un peu d'hébétude. Pas de troubles psychiques. Diminution de l'activité physique et cérébrale. La démarche est anormale. Le malade fauche de son membre inférieur droit; démar-che hélicopode.

Face : Pas de paralysie faciale.

Côté droit. — Membre supérieur : Excitabilité musculaire exagérée. Force musculaire très diminuée

Peu de résistance aux mouvements passifs; flexion du coude à angle droit; flexion incomplète des doigts.

Signe de la pronation positif; la main mise en supination n'y reste pas et se porte en pronation.

Sens stéréognostique imparfait.

Réflexes : Radial, cubito-pronateur, olécranien exagérés.

Membre inférieur : Excitabilité musculaire exagérée.

Contracture assez facilement vaincue.

Clonus du pied et de la rotule.

Flexion combinée de la cuisse et du bassin; on place le malade dans le décubitus dorsal, les bras croisés sur sa poitrine et on lui dit de faire l'effort nécessaire pour se mettre sur son séant. Dans ces conditions, on voit la cuisse du côté malade se fléchir et le talon se détacher du lit.

Réflexe rotulien exagéré, achilléen normal.

Phénomène de Babinski positif.

Hypoesthésie extrêmement prononcée de tout le côté droit prédominant surtout aux extrémités des deux membres où l'anesthésie superficielle est à peu près absolue. La sensibilité profonde et segmentaire est conservée, mais la sensibilité douloureuse des tissus profonds est abolie.

Membres supérieur et inférieur gauches normaux.

Pas d'anesthésie de la cornée.

Pas de rétrécissement du champ visuel.

Conclusion. — Hémiplégie droite organique avec hémianes-thésie hystérique et troubles du langage à caractère très spécial.

OBSERVATION IV

X..., cultivateur, 38 ans.

Le 8 septembre 1914, un obus éclatant à 30 mètres du blessé, ce dernier a été violemment projeté sur la tête. Il a perdu connaissance. On constate la perte de plusieurs dents du maxillaire inférieur et une paralysie gauche. Il y a une certaine dysarthrie, de la faiblesse du sphincter vésical, de la perte des érections.

Le 31 août 1915 :

Face : Le malade ne peut ni siffler, ni souffler.

Il éprouve de la difficulté à ouvrir la bouche toute grande.

La langue tirée se dirige vers la gauche. Pas d'atrophie, ni d'hémiatrophie.

Léger ptosis de la paupière supérieure droite.

Déviation oblique ovalaire de la bouche à grande courbure gauche.

Réflexes pupillaires à l'accommodation et à la lumière normaux.

Membre supérieur gauche : La main pend au bout du bras comme dans une paralysie radiale. Les doigts sont en légère flexion dans la main, sans véritable contracture.

Diminution très appréciable de la force musculaire.

L'avant-bras se fléchit à peu près sur le bras, mais le bras éprouve de la difficulté pour s'élever et se détache très peu du thorax.

Réflexes périostés : Radial, cubital, épitrochléen négatifs.

La main ne peut retenir aucun objet.

Pronation à ressort.

Pas de perte du sens stéréognostique.

Membre inférieur gauche : Tous les mouvements sont conservés, mais se font avec hésitation et demandent toute la volonté du malade.

Le malade ne peut marcher sans canne. Il traîne la jambe qui se détache difficilement du sol, mais il y arrive en s'aidant de son bâton.

Mouvements associés de flexion de la cuisse et du bassin.

Réflexes rotulien et achilléen vifs.

Réflexe plantaire diminué.

Pas de Babinski ni de trépidation épileptoïde.

Conservation du sens stéréognostique.

Côté droit. — Membre supérieur : Il est le siège de tremblements qui persistent pendant les mouvements volontaires.

Réflexes normaux.

Membre inférieur normal.

Hypoesthésie à la piqûre, température et contact de l'hémithorax, hémiface, hémilangue gauches.

Réflexes crémastérien et abdominal normaux.

Conclusion. — Hémiplégie gauche, sans signe de Babinski, due à une lésion cérébrale.

OBSERVATION V

X..., 35 ans, est victime, en juin 1915, d'une commotion avec blessure légère de la tête, suivie immédiatement d'aphasie et d'hémiplégie droite.

Le 14 mars 1916 :

Face : Rien.

Aphasie motrice. Le malade ne prononce que quelques mots.

Pas de surdité verbale.

Côté droit. — Membre supérieur : Légère contracture.

Doigts légèrement fléchis. Mouvements associés.

Inversion réflexe du radius; flexion des doigts par la percussion de l'extrémité inférieure du radius.

D.-D.   2

Réflexe radial exagéré.

Sens stéréognostique conservé.

Les piqûres sont bien localisées.

Membre inférieur : Légère contracture.

Exagération du réflexe rotulien.

Trépidation épileptoïde du pied; clonus de la rotule.

Signe de Grasset positif : Dans le décubitus dorsal, le malade ne peut pas élever simultanément ses deux membres inférieurs.

Mouvements associés très nets.

En général, pas de Babinski. De temps en temps, on voit de l'extension faible, mais en général de la flexion.

Les piqûres sont bien localisées.

Conservation du sens stéréognostique.

Membres supérieur et inférieur gauches normaux.

Conclusion. — Hémiplégie droite. Aphasie motrice.

OBSERVATION VI

X..., 26 ans.

A été commotionné le 14 octobre 1915 par un éclat d'obus; a perdu connaissance un jour. Il se réveille paralysé du côté droit.

Le 3 juin 1916 :

Face : Rien.

Les pupilles réagissent bien à la lumière et à l'accommodation.

Côté droit. — Membre supérieur : Contracture. L'avant-bras est fléchi; la main en pronation est soutenue par la main gauche.

Les mouvements actifs sont limités à l'épaule et au bras; nuls à la main et aux doigts.

Les mouvements passifs s'exécutent, mais difficilement et en provoquant de la douleur.

Signe de la pronation positif.

Réflexes exagérés.

Sens stéréognostique aboli.

Membre inférieur : Claudication; le malade traîne la jambe en fauchant quelque peu.

Station debout normale. Yeux ouverts et yeux fermés.

A cloche-pied, se tient sur la jambe gauche mais non sur la jambe droite.

Mouvements associés très nets.

Réflexes exagérés : Rotulien, achilléen.

Trépidation épileptoïde du pied ; clonus de la rotule.

Signe de Babinski positif.

Membres supérieur et inférieur gauches normaux.

Conclusion. — Hémiplégie droite avec persistance de contracture.

OBSERVATION VII

P..., 44 ans, comptable.

Blessé le 25 septembre 1916 par un éclat d'obus. Plaie de la région pariétale gauche antéro-postérieure, longue de 5 centimètres, terminée en arrière au niveau de la ligne biauriculaire. Pas de lésions osseuses. Perte de connaissance ayant duré vingt-quatre heures. Au réveil, le blessé est atteint d'une monoplégie brachiale droite.

Le 23 juin 1917 :

Face : normale.

Membre supérieur droit : Légère contracture.

Réflexe radial un peu plus vif à droite qu'à gauche.

Maladresse de la main droite pour les petits mouvements.

Sens stéréognostique aboli.

Notion de position du membre mal conservée.

Membres inférieur gauche, supérieurs droit et gauche normaux.

Réflexe planti-digital absent des deux côtés.

Quelques éblouissements.

Réflexes pupillaires à la lumière et à l'accommodation normaux.

Conclusion. — Monoplégie brachiale droite. ·

OBSERVATION VIII

X..., 31 ans.

Blessé le 4 septembre 1914 à Charleroi par éclat d'obus. Blessure de la partie moyenne du pariétal gauche. Pas de lésions osseuses. Hémiplégie droite apparue immédiatement.

Le 18 avril 1918 :

Cicatrice longue de 6 cent. 5, antéro-postérieure sur le pariétal gauche. Pas de dépression osseuse. Cuir chevelu presque normal.

Face : Légère parésie faciale gauche, surtout visible à l'occasion des mouvements volontaires.

Déviation oblique ovalaire.

Membre supérieur droit : Le sujet se présente avec la main en pronation, les doigts 2, 3, 4, 5 légèrement fléchis. L'élévation du bras ne dépasse pas l'horizontale.

L'avant-bras est tenu en légère flexion sur le bras.

Flexion et extension volontaire de l'avant-bras très limitées.

Pronation et supination, flexion et extension de la main impossibles.

Ébauche de flexion volontaire des doigts 2, 3, 4, 5. Le pouce est tenu fléchi et immobile.

Contracture de tout le membre facilement vaincue.

Bras gauche : 24 centimètres. Bras droit : 22 cent. 5.

Avant-bras gauche : 23 cent. 5. Avant-bras droit : 22 cent. 5.

Légère atrophie musculaire.

Membre inférieur droit : Le blessé marche en boitant légèrement et en fléchissant très peu le pied sur la jambe. Il se produit à chaque pas quelques légères secousses cloniques dans le membre. Dans le décubitus dorsal, il peut lever isolément et simultanément les deux membres inférieurs.

Flexion et extension volontaire de la jambe sur la cuisse presque normales.

Mouvements associés de flexion de la cuisse et du bassin.

Station debout sur le membre inférieur droit possible, mais de courte durée, le blessé perdant l'équilibre. Contracture de tout le membre.

Léger équinisme du pied.

Clonus du pied et de la rotule.

Signe de Babinski positif.

Sensibilité normale.

Langage : Il comprend bien tout ce qu'on lui dit, mais n'a que quelques mots à sa disposition : oui, non, bonjour.

Écriture : Il peut écrire son nom de la main gauche avec difficulté. Il ne peut écrire d'autres mots. Tremblement très accusé de la main.

Pas de crises nerveuses.

Réflexes pupillaires à la lumière et à l'accommodation normaux.

Conclusion. — Hémiplégie totale

CHAPITRE IV

_____

Nous venons de citer huit observations, dans lesquelles des paralysies définitives ont été consécutives à des traumatismes de la tête sans effraction cranienne. Ce faible chiffre représente tous les cas de ce genre figurant dans un total de 4.000 observations de blessures de guerre ayant entraîné des lésions nerveuses. Leur proportion est donc très faible par rapport au total de ces blessés, mais faible aussi relativement au nombre très grand des blessés de la tête.

Si nous jetons un coup d'œil sur l'évolution de ces blessures relativement superficielles, nous voyons que, dans les observations I, II, III, IV, V, VIII, le syndrome paralytique est apparu immédiatement, et il était établi au bout de vingt-quatre heures dans les observations VI et VII. Dans de tels cas, on peut dire que la paralysie a été sinon toujours immédiate, du moins précoce.

Et cependant, pour enlever au traumatisme un peu de sa valeur pathogénique, nous ne pouvons invoquer ici l'état de prédisposition, relevant de lésions artérielles antérieures. Nous avons affaire à des militaires du service armé, c'est-à-dire à des individus jouissant d'une bonne santé générale, et leur âge, qui dans nos observations oscille entre vingt et trente-cinq ans, élimine l'athérome de leur bagage pathologique. L'examen direct de ces blessés, pas plus que l'interrogatoire, n'ont permis de les classer parmi les syphilitiques. La réaction de Wassermann, pas plus que l'étude du liquide céphalo-rachidien n'ont été pratiquées, il est vrai. Mais si la syphilis s'est fourvoyée parmi les huit sujets qui nous intéressent, il est évident que la plupart en sont indemnes. *Donc, il semble qu'ici le traumatisme est le seul coupable, et qu'à lui seul, il est capable de créer des lésions cérébrales.*

Ces lésions ont présenté dans leur évolution plusieurs types cliniques.

A. *Hémiplégie :* 2 types.

1° Type avec contractures :

a) L'hémiplégie s'atténue en ce sens que la force revient dans les membres paralysés ; mais il subsiste des troubles très marqués du sens musculaire, qui peuvent persister pendant un temps très long ;

b) Puis apparaît un syndrome nouveau, le syndrome spasmodique qui se compose de deux termes principaux : la contracture et les modifications des réflexes. Cette contracture apparaît de un à trois mois après le début de l'hémiplégie, se montre rarement à la face, ce qui pourrait faire prendre des hémiplégies ordinaires pour des hémiplégies du type alterne si on se basait seulement sur le sens de la déviation oblique ovalaire de la bouche. La prédominance de la contracture sur certains groupes musculaires imprime aux membres paralysés des attitudes spéciales. Cette contracture augmente de jour en jour, puis après une phase d'augment qui dure de deux à trois mois, elle passe à une phase d'état quasi définitive ;

c) En même temps, les réflexes sont modifiés.

Les observations I, III, IV, V, VI, VIII nous présentent de la contracture d'intensité inégale, il est vrai :

Le signe du peaucier se rencontre dans le cas de l'observation I ;

Le signe de Babinski se rencontre dans les cas des observations III, V, VI, VIII ;

L'exagération des réflexes se rencontre dans les cas des observations I, III, IV, V, VI, VIII ;

Clonus du pied se rencontre dans les cas des observations III, V, VI, VIII ;

Clonus de la rotule se rencontre dans les cas des observations III, V, VI, VIII.

2° Type hémiplégies sensitives résiduelles.

La paralysie motrice est réduite à son minimum. Les réflexes tendineux du côté paralysé sont peu exagérés. Ce sont surtout les sensations kinesthésiques, le sens musculaire, le sens stéréognostique qui sont profondément altérés.

Maladresse des mouvements délicats : observation II.

Troubles du sens stéréognostique : observations II, VII.

Notion de position du membre troublé : observation VII.

Sens kinesthésique troublé : observations II, VII.

B. *Aphasie.* — Un seul cas est net. C'est celui de l'observation VIII. Le cas de l'observation V ne relate qu'une aphasie transitoire.

Quoi qu'il en soit de ces divers types, tous ont subi une période de régression qui, d'une hémiplégie ou d'une monoplégie totale, a ramené les troubles fonctionnels à un minimum fixe. Les blessés ont tous été examinés plus de six mois après leur blessure et les experts qui les ont envoyés aux commissions de réforme ont jugé que leur état devait être considéré comme définitif.

Il est intéressant de noter que pas une observation ne parle de convulsions jacksoniennes.

Ceci exclurait de l'idée les lésions méningées d'une certaine importance. Cependant la ponction lombaire dont nous avons le résultat seulement pour le cas III signale un liquide céphalo-rachidien sanglant.

Quant à la gravité du traumatisme, elle a été très variable. Dans les observations III, IV, VI, VII, la perte de connaissance a suivi la blessure, tandis que dans les observations I, II, V, VIII, des paralysies ont succédé immédiatement à des sétons par balles ou par éclats d'obus, sans que les porteurs de ces lésions aient perdu un seul instant la maîtrise de toutes leurs autres fonctions.

Et la conclusion clinique qui s'impose, c'est qu'il s'agit de lésions le plus souvent corticales, mais assez profondes et assez étendues en général, comme le démontre la contracture musculaire.

CHAPITRE V

Le médecin expert, pour arriver à la connaissance exacte de la nature des troubles nerveux que présente un individu, en dehors de l'examen du blessé, a à sa disposition plusieurs actes médico-légaux qui auront eu lieu du fait de l'accident.

1° Le premier en date, c'est le certificat joint à la déclaration d'accident.

Les médecins qui sont appelés à donner les premiers soins à un blessé immédiatement après un accident doivent faire des rapports détaillés.

Il importe peu de faire un diagnostic hypothétique d'hémorragie cérébrale, méningée, d'embolie, etc. Ils doivent décrire soigneusement la position du blessé, l'état de ses vêtements, la blessure, les contusions, les ecchymoses, avec dimensions et siège exacts, l'état de lucidité, de coma ou de délire, la résolution ou la contracture des membres, l'état des pupilles et des réflexes. On aurait ainsi des points de repère pour marquer plus tard l'état des lésions.

2° Lorsque l'expert devra agir en vertu de l'article 12 de la loi du 9 avril 1898, il se pourra que les signes cliniques présentés par le blessé traumatisé depuis peu, soient insuffisants pour préciser la nature des lésions, et l'on doit avoir recours à la ponction lombaire.

Agissant comme expert, le médecin aura très rarement à pratiquer par lui-même une ponction lombaire.

En effet, la ponction lombaire a une utilité incontestable pour poser rapidement un diagnostic et recourir aussitôt au moyen thérapeutique d'urgence. Mais en matière d'expertise, on pourrait discuter son opportunité et se demander si l'expert n'a pas, à sa disposition, des signes suffisants pour son information, en dehors d'un procédé d'exploration qui peut faire courir quelque risque au blessé. D'ailleurs, il faut compter avec l'interprétation que pourra donner le patient à cette intervention et aux phénomènes nerveux qu'édifiera ensuite son imagination. Et les tribunaux, si on en juge d'après l'opinion qu'ils ont exprimée sur la possibilité de s'aider de l'anesthésie dans les expertises médico-légales, seraient peut-être enclins à condamner le médecin expert.

C'est alors l'exclusion de la possibilité du contrôle des réactions biologiques? En général, elles auront été tentées par le médecin traitant près duquel on pourra se renseigner. Dans le cas où le médecin expert voudrait les tenter, il devra s'entourer du concours d'un confrère dont le témoignage pourra être libérateur à un moment donné.

L'hémorragie cérébrale est certaine. Elle a suivi un traumatisme nettement établi. Quels que soient les signes de prédisposition aux processus hémorragiques notés par l'expert, la relation de cause à effet semble suffisante aux tribunaux pour ne pas tenir compte de l'état antérieur. Or la relation de cause à effet est rendue indiscutable par l'apparition immédiate ou très rapide des phénomènes paralytiques dans le cas de traumatisme extérieur ou de blessure de guerre dans le monde militaire.

Au contraire, si l'ouvrier est frappé d'apoplexie au cours du travail habituel et si l'enquête démontre que le traumatisme est tout à fait insignifiant, il semble qu'on doive admettre que l'hémorragie cérébrale n'est qu'un épisode au cours d'une évolution lente. On possède quelques observations où l'autopsie d'individus ayant succombé à des traumatismes très légers du crâne montre des foyers hémorragiques disséminés dans la substance cérébrale. D'autre part, il est démontré que des traumatismes légers du crâne ont pu déterminer des hémorragies qui ont passé cliniquement inaperçues et qui ont occasionné par la suite des troubles psychiques incurables. A quelle intensité traumatique correspondent des lésions cliniquement appréciables et à quel moment un traumatisme cesse-t-il d'être insignifiant? Voilà une question actuellement insoluble.

Un deuxième cas d'espèce peut prêter à discussion. Un ouvrier fait une chute. On relève le blessé. On constate quelques contusions du crâne. Pas de lésions osseuses. Cependant l'accidenté est porteur de troubles paralytiques variés ou d'hémiplégie classique. On peut se demander : La chute est-elle la conséquence d'un ictus spontané ? La chute est-elle un accident et les symptômes paralytiques que l'on relève sont-ils la conséquence du traumatisme qu'elle a causé? Pour essayer d'arriver à une solution, il faudrait analyser les diverses phases de l'accident : noter la position du sujet avant la chute, les mouvements qui ont accompagné la perte d'équilibre, la position du blessé au moment où il est relevé. Mais il faudrait pour cela que l'accident ait eu lieu devant des témoins, bons observateurs. Or, tel n'est pas le cas le plus fréquent et en dehors des données de l'enquête, rien cliniquement ne permet d'établir le sens chronologique de l'ictus et de la chute. La question reste donc en suspens. Mais ce n'est que d'une maigre importance au point de vue des accidents du travail. En effet, en supposant que l'ictus soit primitif, on peut arguer que si le blessé, du fait de son travail, n'avait pas été à une certaine distance du sol, le traumatisme cranien n'aurait pas eu lieu et, par conséquent, la question de relation de cause à effet ne se poserait pas. Si la chute a été primitive, on se trouve en face d'un accident du travail. De toute façon, la responsabilité du patron est engagée et le blessé a droit à une réparation. Voici un cas de la pratique de M. le professeur Janbrau : « Un homme d'équipe de 36 ans, debout sur une locomotive qui manœuvrait en gare de Carcassonne, tombe à terre sur le côté gauche; dans sa chute, sa tête ne touche pas le sol. Il essaie de se relever, mais il perd l'équilibre et se contusionne légèrement à la tête du côté droit, en retombant sur le sol. Des camarades le replacent debout et l'aident à marcher pour rentrer chez lui. La marche est difficile; il traîne les jambes et ne peut remuer le bras gauche; le lendemain, son bras et sa jambe gauches sont paralysés et raides. Il y a hémicontracture gauche. Entré à l'Hôpital suburbain, le professeur Grasset porte le diagnostic d'hémiplégie organique, après avoir éliminé l'hypothèse d'une hémiplégie hystérique que la précocité de la contracture rendait vraisemblable et il attribue l'hémorragie cérébrale à la chute. Le malade affirme, en effet, n'avoir perdu connaissance ni avant, ni pendant, ni après sa chute. Au moment de l'accident, il n'a pas éprouvé de vertige pouvant expliquer sa perte d'équilibre sur la locomotive.

» Mais le blessé avait eu la syphilis quatorze ans avant et ne s'était pas traité. Il y a donc de fortes présomptions pour admettre que cet homme, qui, à 36 ans, fait une hémorragie cérébrale sans apoplexie et sans contusion cranienne importante, avait des artères fragiles; et l'on peut discuter légitimement si la chute a été cause ou conséquence de l'hémorragie. Le blessé n'est pas tombé sur la tête, mais sur le côté droit du corps devenu hémiplégique le lendemain. On est donc en droit de penser qu'il a fait un léger ictus sur sa locomotive et que cet ictus a été la cause de sa chute.

» En fin de compte, comme il était impossible d'établir une conclusion ferme, nous avons fait bénéficier l'ouvrier de notre incertitude, et nous l'avons proposé pour une indemnité réduite à cause de son état antérieur. En admettant comme démontrée la responsabilité de l'accident et l'absence du vertige initial ayant provoqué sa chute de la locomotive, il était logique d'atténuer la responsabilité de l'accident. Chez un homme de 36 ans, une chute de faible hauteur, sans contusion cranienne, ne suffit pas pour déterminer une hémorragie cérébrale. La fragilité spécifique des artères a joué certainement, dans notre cas, le rôle prépondérant. »

Nous voyons donc que, dans ce cas, M. le professeur Jeanbrau, en se basant sur les antécédents syphilitiques de son sujet, a proposé une indemnité réduite, c'est-à-dire a admis une atténuation de la responsabilité patronale. Or, plusieurs commissions de réforme ont, au cours de cette guerre, admis le principe d'une pension ou gratification moindres pour les blessés qu'on pouvait démontrer être syphilitiques. En portant cette tendance sur le terrain civil, il semble que le médecin devrait signaler aux juges cette dernière diathèse ainsi que l'athérome lorsqu'il se trouve en présence d'un sinistré ayant dépassé la cinquantaine. Mais en face d'un caractère douteux de la prédisposition se trouve un caractère certain, la relation de cause à effet entre la paralysie et le traumatisme. Or, en droit, entre un caractère douteux et un fait positif, ce dernier doit l'emporter. La prédisposition doit donc être tenue comme négligeable.

D'autres états pathologiques, s'ils ne créent pas plus spécialement une prédisposition à des lésions cérébrales, seront susceptibles de priver pendant un certain laps de temps l'accidenté de l'intégrité de ses fonctions intellectuelles ou d'équilibre. Tels sont l'alcoolisme, l'épilepsie, la paralysie générale. Certaines attitudes du blessé au moment de l'accident pourraient prouver qu'il se trouvait dans une période active de ces divers états morbides. Ce sont là des faits que l'analyse de l'enquête peut faire ressortir et qui sont capables d'impressionner les juges et de les inciter à atténuer la responsabilité de l'auteur de l'accident. Il est donc du devoir de l'expert de signaler aux juges ces divers états.

Quoi qu'il en soit, il ne s'agit pas d'aboutir à une conclusion par une série de syllogismes douteux ou d'hypothèses plus ou moins fondées, mais de baser une appréciation sur des faits et sur leur stricte interprétation médicale. Il faut surtout savoir rester dans le doute quand les faits considérés simplement, sans parti pris, commandent le doute ou la réponse négative.

Dans les affaires d'accidents du travail, l'expert aura ordinairement à répondre aux questions suivantes :

1° Quelle est la blessure ? A-t-elle laissé une incapacité permanente ?

L'expert devra d'abord établir un diagnostic sérieux dont la première opération consistera à éliminer l'apoplexie et l'hémiplégie hystériques. Les signes cliniques différentiels sont connus.

Comme nous l'avons dit plus haut, entre un caractère douteux, la prédisposition, et un caractère certain, la relation de cause à effet entre le traumatisme et la paralysie, nous croyons que ce dernier doit l'emporter et que la question de prédispositions ne doit influencer ni l'expert, ni les juges. L'état antérieur doit, pensons-nous, être considéré comme un facteur négligeable.

Le point primordial, c'est la relation de cause à effet. Or, la relation de cause à effet est rendue indiscutable par l'apparition immédiate ou très rapide des phénomènes paralytiques dans le cas de traumatismes extérieurs; blessures de guerre chez les militaires. Et si nos recherches ont été faites parmi des sinistrés de la guerre, nous croyons que l'étude médico-légale à laquelle elles nous ont amené est applicable par analogie aux accidents civils.

Puis, l'expert devra dire si la blessure a laissé une infériorité physique et décrire les troubles paralytiques dont il spécifiera la nature aussi exactement que possible.

2° Quel est le degré de l'incapacité permanente ?

Les juges demandent à l'expert de fixer le quantum de l'incapacité, c'est-à-dire de l'évaluer en un tant pour cent.

C'est là certainement la partie la plus délicate de l'expertise. La difficulté tient surtout à ce que la perte d'une fonction a des conséquences différentes suivant la profession, l'âge, le degré d'instruction et d'intelligence du blessé. Dans la pratique, il s'agit de connaître aussi exactement que possible les troubles fonctionnels laissés par la blessure et ensuite d'apprécier l'importance de ces troubles pour l'exercice du métier déterminé qui était celui du blessé, comme aussi de tout autre métier ne nécessitant pas l'usage de la fonction lésée.

Sans oublier que l'infirmité est avant tout personnelle, du moins au civil, car il en est autrement dans la législation militaire, et qu'elle n'a pas la même conséquence chez deux ouvriers de profession et d'âge différents, le médecin pourra prendre comme base d'appréciation les évaluations correspondantes maxima et minima fixées par les cours et tribunaux français. La valeur de l'incapacité variera suivant que le côté droit ou le côté gauche seront atteints.

Mais, dans les syndromes sans contracture, malgré l'intégrité relative de la force musculaire, l'akinesthésie et la maladresse de la main constituent une cause d'incapacité sérieuse variant de 50 à 60 p. 100 pour le membre actif et de 30 à 40 p. 100 pour le membre passif.

L'hémiplégie classique pourra être évaluée de 60 à 80 p. 100 suivant l'intensité de la contracture.

3° Époque de la consolidation de la blessure.

L'évolution de la paralysie est variable comme durée, mais, en général, la contracture débute dans les trois premiers mois qui suivent la blessure et, dès l'apparition de cette contracture, le blessé est irrémédiablement un infirme. Cette contracture subit des périodes d'augment et de diminution et l'état quasi définitif est atteint, en général, trois mois après son apparition.

Deux cas peuvent se présenter pour l'expert.

1° Il est appelé à examiner un sinistré très peu de temps après son accident. La contracture n'est pas encore apparue. Il pourra fixer une époque probable pour la consolidation qui datera de cinq à six mois après le traumatisme;

2° Il est appelé tard. La contracture est apparue depuis longtemps et le syndrome est fixé. Il peut alors fixer l'époque de la consolidation à la date du rapport, ou, si ce rapport a été fait très longtemps après le sinistre, fixer, comme dans le cas précédent, l'époque de la consolidation à la fin du cinquième ou du sixième mois qui a suivi le traumatisme.

CONCLUSIONS

1° Le traumatisme de la tête en apparence superficiel et sans lésions osseuses peut provoquer des lésions intra-craniennes par hémorragie méningée ou contusion cérébrale ;

2° Les projectiles de guerre, en raison peut-être de leur grande vitesse, sont susceptibles de produire le même résultat, même avec des blessures extérieures peu importantes ;

3° Les hémiplégies traumatiques sans effraction du crâne présentent, dans la majorité des cas, les allures classiques de l'hémiplégie avec contracture, révélant ainsi des lésions profondes et étendues ;

4° L'étude des syndromes de ce genre chez les blessés de guerre autorise à penser que la part de la contusion cérébrale est plus importante que celle de l'hémorragie méningée ;

5° Au point de vue médico-légal, les mêmes considérations s'appliquent aux blessés de guerre et aux sinistrés civils.

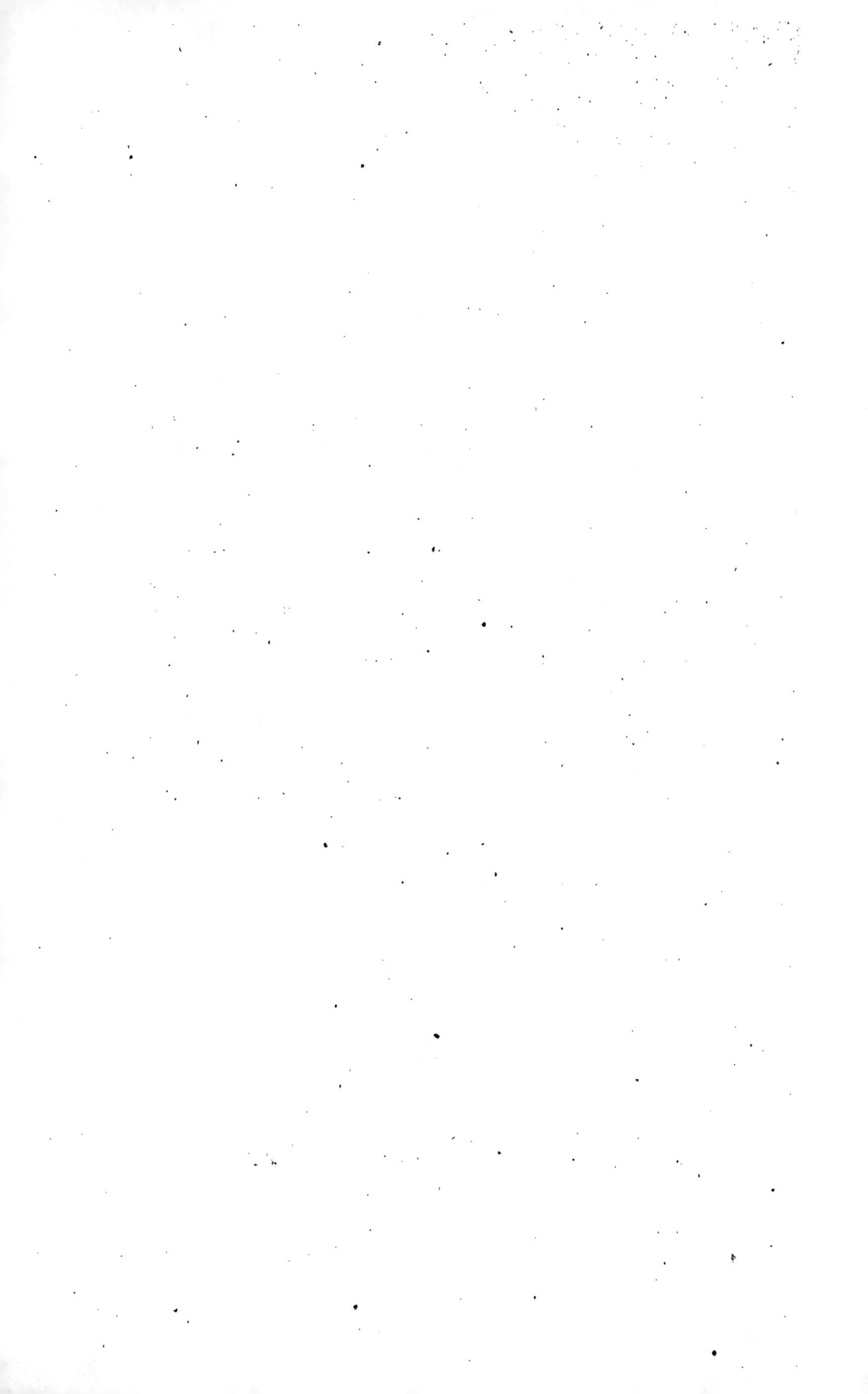

BIBLIOGRAPHIE

PIERRE. — Thèse de Lyon, 1900.

FROIN. — Thèse de Paris, 1904-1905.

MARTIN et DEBIERRE. — Les hémorragies cérébrales traumatiques. *Archives d'anthropologie criminelle*, Lyon et Paris, 1912.

LETULLE et LEMIERRE. — Société médicale des hôpitaux, 1904.

FORGUE et JEANBRAU. — Guide du médecin dans les accidents du travail.

THOINOT. — Les accidents du travail et les affections médicales d'origine traumatique. Paris, 1904.

VIBERT. — Les accidents du travail. Étude clinique et médico-légale des affections internes produites par les accidents du travail. Paris, 1906.

OLIVE et MEIGNAN. — Accidents du travail. Médecine légale. Jurisprudence.

CHAUFFARD et FROIN. — Société médicale des Hôpitaux, 1903.

GAILLARD et BOYÉ. — Société médicale des Hôpitaux, 1909

NOVÉ-JOSSERAND. — Thèse de Lyon, 1908.

VIOLET. — Thèse de Paris, 1905.

IMBERT et DUGAS. — Sur les petits traumatismes du crâne. *Revue de chirurgie*, 10 octobre 1910.

SENTEX. — Violences légères sur la tête. Hémorragies multiples dans diverses portions de la masse encéphalique. Mort rapide. Société de médecine légale de France. *Bulletin de Paris*, 1885.

REGNART (Michel). — Contribution à l'étude anatomo-clinique des monoplégies d'origine corticale. Monoplégies totales et monoplégies partielles. Thèse Paris, 1913.

36.931. — Bordeaux, imprimerie Y. CADORET, 17, rue Poquelin-Molière.

6

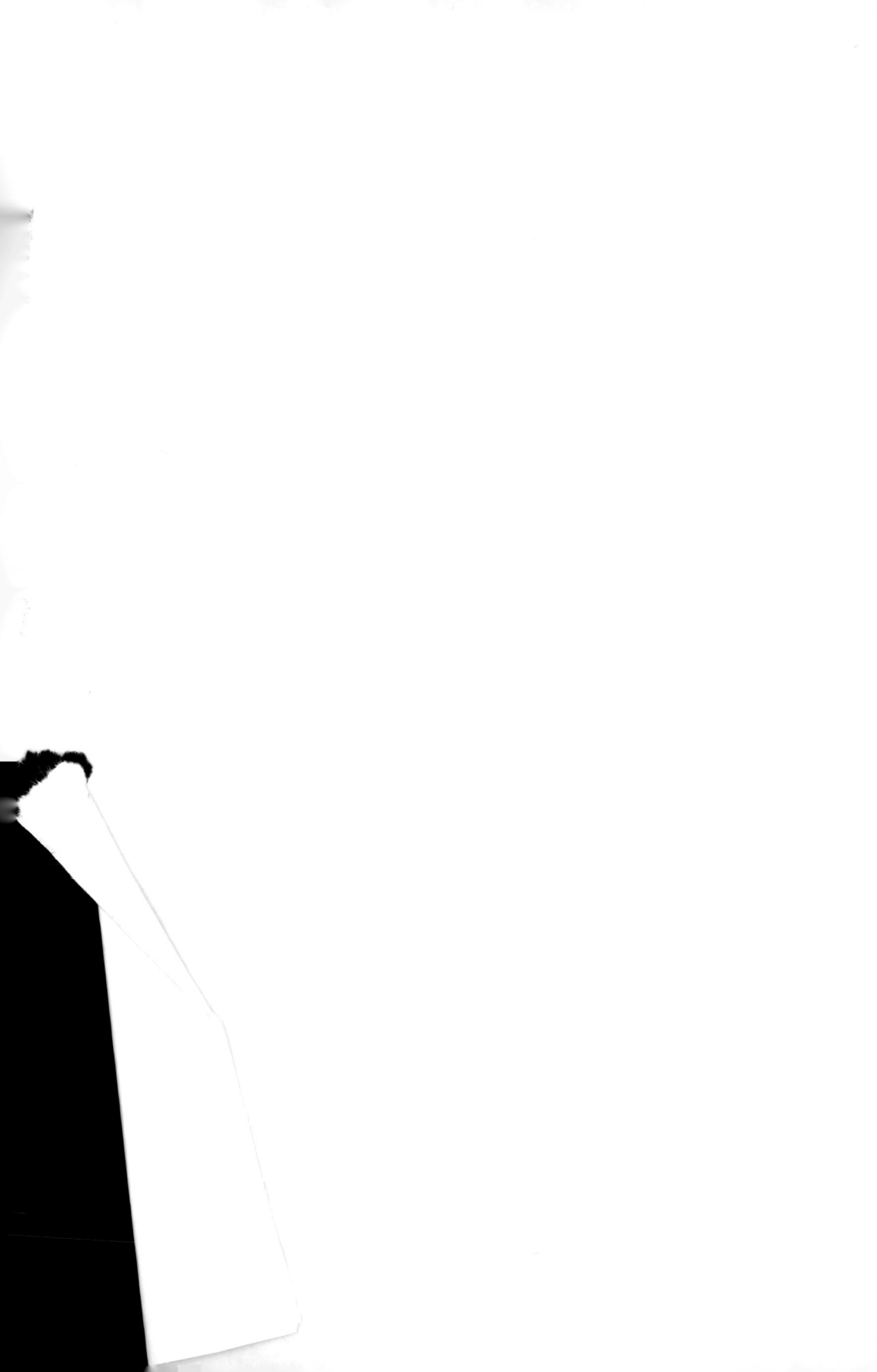